I0481822

Strophanthin

Das (fast) verschwundene Heilmittel

von
Michael Iatroudakis

Bibliografische Informationen der Deutschen Nationalbibliothek: Die Deutsche Nationalbibliothek verzeichnet diese
Publikation in der Deutschen Nationalbibliografie; de-
taillierte bibliografische Daten sind im Internet über
dnb.d-nb.de abrufbar.

Hinweis:

Diese Publikation wurde nach bestem Wissen recherchiert und erstellt. Verlag und Autor können jedoch keinerlei Haftung für Ideen, Konzepte, Empfehlungen und Sachverhalte übernehmen.

Die publizierten Tipps und Ratschläge sind als Hilfen zu verstehen, um jeweils zu eigenen Lösungen zu kommen. Bei offenen Fragen kontaktieren Sie bitte Ihren Hausarzt.

Das Buch ersetzt nicht eine medizinische Behandlung /Therapie oder eine krankheitsbedingte Ernährungstherapie/Beratung. Der Autor und der Verleger können keine absolute Garantie für Ihr persönliches Ergebnis übernehmen. Sie handeln in allen Fällen eigenverantwortlich.

Als Leserin und Leser dieses Buches möchten wir Sie ausdrücklich darauf hinweisen, dass keine Erfolgsgarantien oder Ähnliches gewährleistet werden können. Auch kann keinerlei Verantwortung für jegliche Art von Folgen, die Ihnen oder anderen Lesern im Zusammenhang mit dem Inhalt dieses Buches entstehen, übernommen werden.

Der Leser ist für die aus diesem Buch resultierenden Ideen und Aktionen selbst verantwortlich.

Reproduktionen, Übersetzungen, Verbreitung, Weiterverarbeitung oder ähnliche Handlungen zu kommerziellen oder nichtkommerziellen Zwecken sowie Wiederverkäufe sind ohne die schriftliche Zustimmung des Autors nicht gestattet.

Inhalt:

Vorwort

Strophanthin, noch vor wenigen Jahren von der Schulmedizin als **"Insulin für Herzkranke"** tituliert und gefeiert, heute in Bedrängnis und fast schon in Vergessenheit geraten.

Obwohl seine fantastische Wirkung längst wissenschaftlich untermauert ist und tausende von Ärzten es erfolgreich eingesetzt haben, gilt Strophanthin heute als verpönt.

Ein alter Medizinerzwist und hartnäckig gepflegte Vorurteile scheinen der Verbreitung im Wege zu stehen. Auch wirtschaftliche Überlegungen sind maßgebend, denn andere, teure Therapien könnten möglicherweise dadurch überflüssig werden.

Einem der wohl wichtigsten pflanzlichen Medikamente der Medizingeschichte droht damit das Aus.

Sein Name ist „Strophanthin".

Erfahren Sie in diesem Büchlein die ganze Geschichte von **Strophanthin**, die Wirkungsweise, die erstaunlichen Einsatzmöglichkeiten und warum dieses Heilmittel bis heute aufs Blut bekämpft wird und Millionen von Menschen mit Herzerkrankungen bewusst vorenthalten wird.

Lassen Sie sich inspirieren und aufklären.

Ihr
Michael Iatroudakis

1. Was ist Strophanthin?

Strophanthin ist als Substanz bekannt, welche in der Vergangenheit zur Behandlung von Herzkrankheiten, insbesondere Angina pectoris, eingesetzt wurde. Bei Strophanthin handelt es sich einerseits um ein körpereigenes Hormon und anderseits um einen Inhaltsstoff, welcher in den Samen verschiedener Pflanzen vorkommt.

Es handelt sich dabei zumeist um Pflanzen der Gattung Strophanthus, welche sich in ihrem Vorkommen fast ausschließlich auf den afrikanischen und asiatischen Kontinent beschränken.

Seit dem 19. Jahrhundert ist Strophanthin in der Medizin ein geläufiger Begriff. Als gut erforschtes und bekanntes Herzglykosid, fand es in der Schulmedizin über viele Jahre hinweg Anwendung zur Behandlung von Herzkrankheiten. **Bei richtiger Dosierung gilt es als sicher.** Bei wenigen seltenen Fällen zeigt Strophanthin Nebenwirkungen. Ansonsten gilt Strophanthin als nebenwirkungsfrei.

Historisch betrachtet zählen Herzglykoside (*bezeichnet man eine Gruppe von Wirkstoffen, die in der Lage sind, auf das Herz eine die Schlagkraft steigernde (positiv inotrope) und die Herzfrequenz senkende (negativ chronotrope) Wirkung auszüüben.*) aufgrund ihrer durchweg positiven inotropen Wirkung zu den bedeutsamen Pharmaka, wenn es um die Behandlung von chronischer Herzinsuffizienz geht. Unbekannt ist bisher noch wie ihr Wirkmechanismus im Detail funktioniert.

1.1. Nomenklatur von Strophanthin

Etymologisch stammt das Wort Strophanthus aus dem griechischen. Es setzt sich aus den beiden griechischen Wörter strophos, was so viel bedeutet wie „gedrehtes Seil", und anthos, was so viel bedeutet wie „Blüte", zusammen. Mehr als treffend wird die außergewöhnliche Form der Pflanzenblüten und deren ausgeprägte Blütenfäden damit bezeichnet.

Pflanzliches Strophanthin kommt zumeist im Samen verschiedener buschartiger oder lianenartiger, afrikanischer und asiatischer Pflanzen vor. Zugehörig zur Gattung Strophanthus zählt Strophanthin zur Familie der Hundsgiftgewächse. Aber **Achtung! Strophanthin ist nicht gleich Strophanthin.** Lediglich der Name lässt sich aus den verschiedenen Strophanthus-Arten ableiten.

So lässt sich aus:

- Strophanthus eminii e-Strophanthin,
- Strophanthus gratus & Acokanthera oblongifolia g-Strophanthin,
- Strophanthus hispidus h-Strophanthin,

- Strophanthus kombé k-Strophanthin

herstellen.

Weiterhin lässt sich pflanzliches Strophanthin auch in anderen afrikanischen Pflanzen nachweisen. Es handelt sich dabei um milchsaftführende Lianengewächse. Allein in Afrika und in Asien lassen sich über 35 heimische Unterarten finden.

Zu den herzwirksamen Digitaloiden, welche auch als Herzglykoside bekannt sind, zählen Strophanthus kombé und Strophanthus gratus. Jedoch sind diese Substanzen von den eigentlichen Herzglykosiden, welche aus dem Fingerhut (bekannt als Digitalis) stammen, zu unterscheiden.

Im Pflanzenreich sind herzwirksame Glykoside weit verbreitet. Bekannt sind bisher rund **400** unterschiedliche Strukturvarianten.

1.2. Die Geschichte von Strophanthin

Ursprünglich wurde Strophanthin von den Eingeborenen Afrikas als Pfeilgift zur Jagd eingesetzt. Die Wirkung der Strophanthus-Samen, gerade in Bezug auf Herzerkrankungen, wurde **1859** entdeckt.

Zufällig entdecke Biologe Kirk während seiner **Livingstone-Expedition** die positive Wirkung des

Pfeilgiftes. Denn ausgerechnet der Samen der Strophanthus-Pflanze verunreinigte seine Zahnbürste, woraufhin sich zu dessen Erstaunen, seine Herzbeschwerden in **kürzester Zeit besserten.**

Die rasche Besserung seines Zustands veranlasste ihn, Strophanthin nach Europa mitzunehmen. Auf diese Weise erreichte Strophanthin den europäischen Kontinent und stand für wissenschaftliche Erforschung zur Verfügung.

3 Jahre später gelang es dem schottischen Kliniker und Pharmakologen T. Fraser erstmals aus dem Samen des Strophanthus kombé k-Strophanthin zu extrahieren.

Nachdem 1885 das Extrakt des Strophanthus kombé, als Trinctura strophanthia im Bereich der Herztherapie eingeführt wurde, konnte es 1893 in das deutsche Arzneibuch aufgenommen werden.

Der französische Chemiker Arnaud isolierte 1888 erstmal das g-Strophanthin aus den Pflanzen Strophanthus gratus sowie Acokanthera ouabaio. Als Reinsubstanz wurde dieses Extrakt ab 1904 bei Herzproblemen zur oralen Anwendung verordnet.

Auf den deutschen Arzt A. Fraenkel führt die therapeutische Weiterentwicklung sowie der Nachweis einer starken und zeitnahen Wirkung durch intravenöse Verabreichung von k-Strophanthin zurück. A. Fraenkel wandte k-Strophanthin zumeist bei Herzinsuffizienz an. Bei einer Herzinsuffizienz (oder auch Herzmuskelschwäche) **ist das Herz nicht mehr in der Lage, den Körper ausreichend mit Blut und Sauerstoff zu versorgen.**

Boehringer Mannheim entwickelte in Zusammenarbeit mit Fraenkel als erstes Pharmaunternehmen die intravenöse Darreichungsform. Im Handel war dies bis zum Ende des 20. Jahrhunderts erhältlich. Seine positive Wirkung gilt als allgemein anerkannt.

E. Edens ging noch einen Schritt weiter und setzte Strophanthin ab 1928 bei Angina pectoris und Herzinfarkt ein. Zur damaligen Zeit galten beide Erkrankungen als sehr selten. Gegen den immer häufiger aufkommenden Myokardinfarkt sowie zur Vorbeugung und Behandlung von Angina pectoris, setzte auch der anerkannte Stuttgarter Internist B. Kern, g-Strophanthin mittels oraler Verabreichung ein.

Im Jahr 1991 gelang es Hamlyn et al. erstmals in menschlichem Blutplasma ein Stereoisomer des g-Strophanthins nachzuweisen.

Ihrer Ansicht nach spielt dieses g-Strophanthin als blutdrucksenkendes Hormon eine wesentliche Rolle im menschlichen Organismus. Produziert wird es in der Nebenniere.

Auch die Bildung im Gehirn durch den Hypothalamus, gilt mittlerweile als nachgewiesen. Der **Biochemiker W. Schoner** konnte nämlich in seiner Forschung nachweisen, dass g-Strophanthin ein endogenes, also körpereigenes, Kreislaufhormon ist. Bereitgestellt wird es immer dann, wenn der Körper unter Belastung steht.

Berichten zufolge konnte D`Urso et al. im Jahr 2004 nachweisen, dass während einer experimentellen koronaren Einschnürung und einer damit verbundenen Minderdurchblutung bei einem Rattenherz, körpereigenes g-Strophanthin produziert wurde.

1.3. Das Wirkprinzip von Strophanthin

Strophanthin hemmt die "Natrium-Kalium-Pumpe", welche sich in den Zellwänden befindet.

Die Natrium-Kalium-Pumpe ist Rezeptor für alle Herzglykoside und kommt millionenfach in allen Nerven- und Herzmuskelzellen vor. Sie ist dafür verantwortlich Natriumionen aus den Zellen herauszupumpen und Kaliumionen hinein. **Für viele Zellfunktionen ist dieser Prozess elementar.**

Medizinisch intravenös (in eine Ader hinein) angewandt, ist diese Hemmung als klassisches Wirkprinzip von Herzglykosiden angesehen. Die Erhöhung des zellulär vorhandenen Gehalts an Natrium und Calcium führt zu einer Steigerung der Herzmuskelzellen. Sie stellt ein elementares Wirkprinzip bei Herzinsuffizienz bzw. Herzmuskelschwäche, dar.

Bei oraler Gabe (*durch den Mund zu verabreichend*) ist die Konzentration wesentlich ge-ringer. Das Wirkprinzip entspricht dem des körpereigenen Hormons.

Die Wirkung erfolgt eher stimulierend auf die **Natrium-Kalium-ATPase.** Dies wiederum führt zur Senkung des zellulären Natrium- & Calciumgehaltes. Einer besonders niedrigen Konzentration an g-Strophanthin schreibt man eine Kraftsteigerung des Herzmuskels zu.

1.4. Die Toxikologie von Strophanthin

Erfolgt der Einsatz von **oralem Strophanthin** zu therapeutischen Zwecken, lässt sich die toxische Wirkung wahrscheinlich als unproblematisch bezeichnen. Sie sind zwar in der Roten Liste aufgeführt, jedoch aus Gründen der Einordnung zum Herzglykosid. Anders verhält es sich allerdings bei der Gabe von intravenösem Strophanthin. **Falsch dosiert oder gar überdosiert kann intravenös verabreichtes Strophanthin zum Tod führen.**

1.5. Strophanthin in der Alternativmedizin

Die klassische Medizin wendet Strophanthin nur noch in sehr seltenen Fällen an. Bei akuter Herzinsuffizienz wurde intravenös appliziertes Strophanthin letztmalig **1992** als schnell wirksames Glykosid eingesetzt.

In der **"Alternativmedizin"** gibt es heutzutage nur noch 2.000 bis 3.000 Ärzte, welche Strophanthin auf oraler Basis verordnen. Eingesetzt wird dieses zumeist ausschließlich zur Prophylaxe und zur Behandlung von Herzinfarkt sowie Angina pectoris.

2. Der Einsatz von Strophanthin

Strophanthin wird bzw. wurde über viele Jahre hinweg zur kurzfristigen Verbesserung bei Auswurfleistungen der zwei Ventrikel (inotropes Wirkprinzip), zur längeren Entspannung der Gefäßsysteme, zur Senkung der Vor- und Nachlast, zur Verbesserung der Koronardurchblutung (vasotropes Wirkprinzip), zur schnellen Verbesserung der Sauerstoffversorgung eines Myokards sowie der Körpermuskulatur, zur Verbesserung der Reiz-Leitung und dessen Funktionen sowie zur Umschaltung des Organismus von einer sympatikotonen Leistungsbereitschaft hin zu einer vagotonen Erholungsphase eingesetzt, verordnet und angewandt.

Während bei allen gängigen Digitalis-Präparaten erst ein Wirkspiegel aufgebaut werden muss, welcher kontrollierbar sein muss, fällt der Wirkspiegel bei **Strophanthin** binnen weniger Stunden stark ab.

Dieser Umstand wird als Nachteil, gegenüber gängigen Digitalis-Präparaten, gewertet. **Dennoch überwiegt die positive Wirkung von Strophanthin, denn da sie das gesamte Gefäßsystem betrifft, ist sie viel umfassender.** Strophanthin wird zudem auch eine stabilisierende Wirkung nachgesagt.

Strophanthin ist im Laufe der Zeit fast völlig von der Bildfläche verschwunden. Es ist in Vergessenheit geraten, denn die Lizenz wurde nicht verlängert. Das einstige **„Wundermittel"** wurde aus dem Verkehr gezogen und kann derzeit lediglich in **homöopathischer Dosierung** erworben werden.

Erhältlich ist es in verschiedenen Potenzen als Globuli, Tabletten oder Dilution. Von einer Selbstmedikation raten Mediziner als auch Homöopathen dringend ab.

2.1. Das Herzglykosid Digitalis

Folia Digitalis wurde von **W. Withering**, Arzt aus Birmingham, angewandt. Zunächst zur Behandlung der sogenannten Wassersucht. Das medizinische Wirkprinzip von Folia Digitalis beschrieb er erstmals 1785. Digitalis weist als Herzglykosid eine sehr geringe therapeutische Breite auf. Zudem erfordert es eine individuelle Dosierung, denn jeder Mensch reagiert anders.

Die 1997 publizierte Doppelblind-Studie zur Behandlung von Herzinsuffizienz zeigte, dass Digoxin im Vergleich zum Placebo weder einen Vorteil auf die kardiovaskuläre Mortalität noch zur Morbidität aufwies. Allein die Verbesserung der Lebensqualität konnte anhand dieser Studie belegt werden.

Andere Therapeutika wie beispielsweise **ACE-Hemmer, Diuretika, AT1-Rezeptorenblocker**

sowie **Beta-Rezeptorenblocker** liefen den Digox-
inen den Rang ab. Auch heute noch werden diese
Therapeutika gemäß den aktuell gültigen Leitlinien
zur Behandlung von chronischer Herzinsuffizienz
verordnet.

Lediglich zur Frequenzsenkung und bei tachykardem
Vorhofflimmern sowie in sehr niedriger Dosierung als
Reservemittel werden Digitalisprodukte heutzutage
zur Behandlung chronischer Herzinsuffizienz regel-
konform angewandt.

2.2. Das Herzglykosid Strophanthin

Strophanthin mit intravenöser Verabreichung war bis
1960 ein anerkanntes und führendes Heilmittel in der
Herzmedizin. **Bei akuter Herzschwäche oder
Herz-insuffizienz wurde die Strophanthin Therapie sogar bis nach 1992 angewandt.**

Dazu kommt, dass Strophanthin nicht nur als Herzmedikament angewandt wurde, sondern auch als
körpereigenes Hormon entdeckt wurde. Gebildet
wird körpereigenes Strophanthin immer dann, wenn
Sauerstoffmangel vorliegt.

Zahlreiche Doppelblind-Studien, Berichte von Ärzten
und aus Kliniken sowie Laboren dokumentieren, dass
Strophanthin, verabreicht in oraler Form, zur
Vorbeugung und im Bereich der Akutbehandlung von

Angina pectoris und Herzinfarkt eine sehr positive Wirkung zeigt. Ganz ohne nennenswerte Nebenwirkungen und hohe Kosten.

In erster Linie ist Strophanthin dafür bekannt bei Herzschwäche und Herzinsuffizienz eine positive Wirkung zu erzielen.

Weiterhin wirkt Strophanthin sich auch bei:

- Nerven
- Arterien
- Rote Blutkörperchen
- Bluthochdruck
- Herzschwäche
- Schlaganfall
- Arterieller Verschlusskrankheit der Beine
- Asthma bronchiale
- Demenz
- Endogener Depression
- Grüner Star

positiv aus.

Strophanthin vereint sehr viele Qualitäten zahlreicher herkömmlicher Medikamente. Allerdings ohne deren zahlreiche Nebenwirkungen.

2.3. Der Unterschied zwischen Digitalis und Strophanthin

Fraser als auch Edens teilten die Erkenntnis, dass Digitalis und Strophanthin nicht nur eine von Grund auf verschiedene, sondern auch eine gegensätzliche Wirkung besitzen.

In seiner öffentlich zugänglichen Digitalisfibel, schildert Edens, **10 Indikationsgruppen**, in welchen Digitalis, qualitativ Strophanthin deutlich unterliegt. Dazu zählen beispielsweise Angina pectoris, Koronarsklerose mit Herzschwäche sowie die Therapie und Prophylaxe eines Herzinfarktes. Auch die Behandlung einer chronischen und akuten Herzinsuffizienz zählt dazu.

3. Warum wurde Strophanthin aus dem Verkehr gezogen?

Trotz seiner spektakulären Wirkung, welche sogar wissenschaftlich fundiert untersucht und belegt werden konnte, wurde der Einsatz von Strophanthin bis auf wenige Ausnahmen vollständig eingestellt. Sprach man früher von einem Wundermittel, gilt Strophanthin mittlerweile als verpönt.

Große Meinungsverschiedenheiten und eine unterschiedliche medizinische Auffassungsgabe verschiedener führender Mediziner haben dazu geführt, dass Strophanthin kaum noch Anwendung in der Schulmedizin findet. Hartnäckig halten sich zahlreiche Vorurteile, was nicht zuletzt dazu geführt hat, dass Strophanthin in der klassischen Medizin kaum noch Anwendung findet.

Bei alle diesen Überlegungen spielten natürlich auch wirtschaftliche Interessen eine Rolle. Schließlich könnten durch Strophanthin neuere und teurere Therapiemöglichkeiten überflüssig erscheinen. Strophanthin ergeht es dabei wie vielen anderen bewährten Naturheilmitteln.

Der, unter dem Deckmantel „Verbraucherschutz", zu erbringende Wirksamkeitsnachweis ist für kleinere Firmen oder Hersteller häufig zu teuer.

Zu oral verabreichtem Strophanthin gibt es überwältigende Studien, allerdings gelten diese nicht als ausreichend, denn sie genügen nicht den formalen Anforderungen entsprechender Behörden. Die geforderten, sogenannten **Doppelblind-Studien**, sind häufig nur von Großkonzernen finanziell zu bewältigen.

Der Strophanthin-Streit tobte über viele Jahre hinweg. Im Zuge ihres Kampfes füllte die „Internationale Gesellschaft für Infarktbekämpfung" bis zum Jahr 1988 jährlich die Kongresshalle in Baden-Baden. Sie war es, die Strophanthin im Jahr 1976 auch in den Medien immer wieder thematisierte.

Allerdings war der Widerstand zu groß. Ab diesem Zeitpunkt wurde Strophanthin konsequent ignoriert und totgeschwiegen oder scharf kritisiert. Verordnet wurde es nur noch selten.

Mit der Hoffnung auf einen offenen Dialog unter Fachkollegen, reiste Dr. Kern im Jahr 1971 welcher als Erfinder des oralen Strophanthins gehandelt wird, nach Heidelberg. Die Realität ergab, dass alle positiv relevanten Wortmeldungen zum Thema Strophanthin konsequent niedergebügelt wurden.

Dr. Kern reiste als **„Scharlatan"** wieder ab. Für das seitdem verpönte Strophanthin trat öffentlich kein Mediziner mehr ein. Die besagte Veranstaltung ist

Insidern bis heute als **„Heidelberger Tribunal"** im Gedächtnis geblieben.

Einen besonders interessanten Ansatz liefert hier auch das Interview von Dr. S. Lanka mit dem Apotheker M. Stadler, welches im Magazin Wissenschaftsplus in der Ausgabe 2/2014 veröffentlicht wurde.

Apotheker M. Stadler macht in diesem Interview klar, dass es viele Ursachen dafür gibt, dass der Wirkstoff g-Strophanthin fast gänzlich vom (Welt)Markt verschwunden ist. Als Hauptursache benennt er jedoch, die vom Gesetzgeber verfügte "**Nachzulassungspflicht"** für alle Arzneimittel, welche sich bereits vor 1978 auf dem Markt befand.

Da der pflanzliche Wirkstoff g-Strophanthin zu keiner Zeit ein offizielles Zulassungsverfahren vor dem Bundesinstitut für **Arzneimittel und Medizinprodukte** (BfArM) durchlaufen hat, wurde auf die damaligen Hersteller dieses Wirkstoffes enormer Druck ausgeübt. Neue Studien und damit verbunden, neue klinische Prüfungen wäre notwendig gewesen, um eine Zulassung, in diesem Fall eine Nachzulassung, zu beantragen.

Da die Anforderungen für die Nachzulassung von Arzneimitteln sehr hoch und mit hohen Kosten verbunden sind, waren viele Hersteller seinerzeit mit der

Nachzulassung des Wirkstoffs finanziell und auch wirtschaftlich überfordert.

Viele Präparate waren seit Jahrzehnten auf dem Markt und viele damalige Patente bereits abgelaufen. Nachdem die damals zugestandene Übergangsfrist verstrichen war, nahmen viele Hersteller ihre Präparate einfach vom Markt.

4. Ursache und Wirkung! Woher rührt ein Herzinfarkt?

Schenkt man den Aussagen Dr. Kerns glauben, hat die Ablehnung der Strophanthin Therapie möglicherweise noch ganz andere Gründe. **Dabei beruft sich Dr. Kern auf eine völlig andere Theorie zur Entstehung von Herzinfarkten.** So setzt er bei seiner Erklärung zur Entstehung eines Herzinfarktes bei den roten Blutkörperchen an.

Rote Blutkörperchen besitzen die Eigenschaft sich zu verformen. Diese Eigenschaft empfindet Dr. Kern als besonders wichtig. Er begründet seine Annahme wie folgt:

Da der Durchmesser roter Blutkörperchen wesentlich größer ist als der Durchmesser der Kapillare, müssen sie sich verformen, um durch die Kapillare durchzuschlüpfen. Die Blutkörperchen nehmen dazu eine langestreckte mit einem **U-Boot** vergleichbare Form ein.

Dr. Kern hegt also die Theorie: Wird das Herzgewebe minderdurchblutet, entstehen Säuren. Diese Säuren tragen dafür Sorge, dass die Blutkörperchen starrer werden, was einen eingeschränkten Blutfluss zur Folge hat. Durch den eingeschränkten Blutfluss gestaltet sich auch der Abtransport der Säuren immer schwieriger.

Es entsteht ein Teufelskreis. Theoretisch könnte dieser auch zum Absterben von Herzmuskelgewebe führen, sogar ohne Thrombose. Der sich aus dem eingeschränkten Blutfluss bildende Rückstau, kann an bereits verengten Stellen, zu einem Blutgerinnsel führen. Das Herz pumpt in dieser Situation weniger, sodass das Blut in diesem Bereich, mit weniger Druck auf die verengte Stelle trifft.

Prof. Baroldi fertigte über 5.000 Ausgussmodelle menschlicher Herzkranzgefäße von verstorbenen Patienten an. Anhand dieser Modelle konnte er aufzeigen, dass es sich bei den inneren Koronargefäßen (im inneren des Herzmuskels liegend), nicht um Endarterien handelte.

Kommt es zum Verschluss oder zur Verengung eines Gefäßes, unterbricht die Blutversorgung des sich dahinter befindlichen Bereichs.

Der Herzmuskel selbst ist ein engmaschiges Arteriennetz mit zahlreichen Querverbindungen. Dieses **„Arteriennetz"** ist in der Lage eventuell auftretende Verengungen auszugleichen.

Es ist kein Geheimnis, dass es Menschen mit schwersten Verengungen und/oder Verschlüssen in den Herzkranzgefäßen gibt, die keinerlei Symptome aufweisen. Mit diesem Wissen muss die wahre Ursache eines Herzinfarktes in Frage gestellt werden.

Nimmt man also, alle diese Faktoren zusammen, ist es auch möglich, dass es sich bei einem Herzinfarkt sogar um eine Stoffwechselentgleisung im Herzmuskel handeln könnte. Bei dieser Entgleisung wirken dann sämtliche Stresshormone völlig ungebremst. Sogar ohne Sauerstoffmangel, können diese zu einer unangemessenen Säureproduktion führen.

Die bereits erläuterte Blutkörperchen-Starre kann im weiteren Verlauf dazu führen, dass der Herzmuskel nur noch ungenügend durchblutet wird.

4.1. Behandlung ohne Strophanthin?

Trotz all dieser Erkenntnisse, scheint die Verengung der äußeren Koronargefäße dennoch im Fokus der Schulmedizin zu stehen. Kerns These, welche er mit der Veröffentlichung seines Buches **„Der Myokard-Infarkt"** untermauerte, blieb unbeachtet.

Doch damit nicht genug, es wurde alles daran gesetzt seine These und die Strophanthin-Therapie nachhaltig zu verunglimpfen. Die Bypass-Operation wurde seinerzeit in all diesen Fällen von führenden und etablierten Kardiologen als geeignetere Behandlungsmethode angesehen. Strophanthin wird nicht mehr erwähnt, geschweige denn verordnet.

5. Anwendung und Pharmakologie von Strophanthin

Als isolierte und rein dargestellte Substanz zählt Strophanthin zu den **herzwirksamen Glykosiden**. Betrachtet man die pharmazeutische Stoffgruppeneinteilung, wird Strophanthin als Triterpene, einschließlich Steroide, geführt.

5.1. Strophanthus gratus (Wall et Hook)

Strophanthus gratus ist vorwiegend in Westafrika beheimatet. Mit einer Wuchshöhe von bis zu 4 Meter bildet er Balgfrüchte aus, welche eine Größe von bis zu **40 Zentimetern** erreichen. Die Samen zeichnen sich durch ihre grannenartigen, lang gestielten Federschöpfe aus. Diese nutzen sie übrigens als Flugorgan.

Aus den Samen des Strophanthus gratus lässt sich g-Strophanthin extrahieren. Es handelt sich dabei um eine farblose, klare, kristalline Substanz, welche sich durch einen sehr bitteren Geschmack auszeichnet. Sie ist gering wasserlöslich (1:70) und ebenso gering in Ethanol löslich (1:100). In lipophilen Lösungen gilt die Substanz als nahezu unlöslich.

In seiner toxischen Wirkung ist g-Strophanthin deutlich toxischer als beispielsweise k-Strophanthin.

Die Anwendung von Strophanthus gratus erfolgt zumeist oral.

Strophanthus gratus sind als Tropfen wie folgt erhältlich:

- Tinctura Strophanthi (Schlossapotheke Koblenz)
- g-Strophanthin (Apotheke am Markt Ellwangen)
- Strophanthus Hevert D4
- Strophactiv® D4 (Magnet-Activ)

Strophanthus gratus sind als Kapseln wie folgt erhältlich:

- Strodival mr® (Med Pharma)
- Oleum Strophanthi forte® (Weleda)

5.2. Strophanthus kombé (Oliver)

Als niedriger Strauch wächst Strophanthus kombé. Er ist beheimatet im tropischen Osten Afrikas. Aus seinen Samen lässt sich **k-Strophanthin** extrahieren. Es handelt sich dabei um ein Gemisch dreier Glykoside.

Dazu zählen im Einzelnen **k-Strophantosid, k-Strophanthin-ß sowie Cymarin**. All diese Komponenten unterscheiden sich lediglich durch die jeweiligen Zuckerbestandteile.

Die Anwendung von Strophanthus kombé erfolgt intravenös.

Strophanthus kombé ist als Ampulle in folgender Dosierung erhältlich:

- Ampullen à 0,125mg k-Strophanthin (Schloss-Apotheke Koblenz)
- Ampullen à 0,25mg k-Strophanthin (Pharma-far Italien)
- Strophanthus kombé D3/D4 (Weleda/Wala)

5.3. Strophanthus hispidus

Bei Strophanthus hispidus handelt es sich um ein Lianengewächs. Es wächst in den Baumkronen des zentralafrikanischen Urwaldes.

Die Anwendung der von Strophanthus hispidus erfolgt zumeist auf homöopathischer Basis.

Als bekannte Leitsymptome sind hier beispielsweise **Prüfungsangst, Paplitationen, Herzschmerzen sowie funktionelle Herzstörungen,** welche durch Alkohol oder Tabak ausgelöst werden, angegeben.

6. Praktische Anwendung von Strophanthus

Die praktische Anwendung von Strophanthus kann bei **Angina pectoris, koronaren Herzkrankheiten, Herzmuskelschwäche** sowie **Herzinsuffizienz** erfolgen. Dabei gestalten sich die Anwendungsformen vielseitig. Erhältlich sind Strophanthus Präparate als Tropfen, Kapseln oder Ampullen.

Strophanthus Tropfen können in variabler Applikationsform zur Prophylaxe sowie zur Langzeittherapie angewandt werden.

Strophanthus Kapseln werden zumeist mit magensaftresistenten Cellulose-Kapsel-Hüllen gefertigt. Die Cellulose der Kapsel-Hülle wird mit einem speziellen und aufwendigen Verfahren gegen die Magensäure unempfindlich gemacht.

Die Kapsel-Hülle öffnet sich im Darm, wo der Wirkstoff durch die Darmwand ins Blut gelangt. Besteht die Kapsel-Hülle aus magensaftresistenter Cellulose, bleiben Schleimhautreizungen in Mund oder Magen aus.

Strophanthin-Kapseln können ebenso zur Prophylaxe und zur Langzeittherapie angewandt werden. Dabei beträgt die Dosierung häufig **2-3 x täglich** 1-2 Tabletten je 3mg Quabain.

Oral verabreicht und eingenommen zeigt Strophanthin eine effektive Wirkung und gilt als sicher in der Anwendung. **Eine Überdosierung durch die Einnahme von Strophanthin-Kapseln ist nicht bekannt.** Die orale Einnahme, in Form von Kapseln, garantiert ein langsames Aufflammen des Wirkstoffs im Körper.

Strophanthus Ampullen können in der Akuttherapie bei Herzinsuffizienz eingesetzt werden. Die Dosierung erfolgt individuell zwischen 0,125mg und 0,25mg k-Strophanthin. Die Anwendung von Ampullen erfolgt zumeist intravenös.

Die intravenöse Verabreichung des Wirkstoffs Strophanthin ist nicht mit der oralen Verabreichung gleichzusetzen, denn bei der intravenösen Verabreichung des Wirkstoffs Strophanthin ist **VORSICHT geboten!** Keinesfalls darf der Wirkstoff Strophanthin intravenös, überdosiert verabreicht werden!

Eine Überdosierung kann eine Überflutung des Herzmuskels mit dem Wirkstoff Strophanthin zur Folge haben. Das wiederum kann zum Tod führen.

Es gibt zwar bisher keinen bekannten Todesfall, aufgrund einer intravenösen Überdosierung des Wirkstoffs Strophanthin, in Deutschland, wohl aber in den USA. Auch dies mag auch ein Grund dafür sein, warum die Strophanthin-Therapie heutzutage keine Rolle mehr spielt.

Die Verordnung von g-Strophanthin und k-Strophanthin muss **hierzulande auf Rezept erfolgen.** Die beiden Wirkstoffe g-Strophanthin und k-Strophanthin gelten als verschreibungspflichtig, aber gleichzeitig auch als erstattungsfähig, in Bezug auf die Indikation bei Herzinsuffizienz.

7. Nebenwirkungen von Strophanthin

Zu den bekanntesten Nebenwirkungen bei Anwendung einer Tinktur zählen gelegentliche Schleimhautreizungen oder Zahnfleischreizungen.

Bei der Anwendung von Kapseln sind kaum Nebenwirkungen bekannt. Bei einer Kontraindikation werden höhergradige Reizleistungsstörungen, Hyperkalzämie sowie Hypokaliämie angegeben.

Von einer Überdosierung spricht man bei oraler Einnahme ab 50mg g-Strophanthin. Bei intravenöser Verabreichung spricht man von einer Überdosis ab 0,5mg k-Strophanthin.

8. Warum dürfen Apotheker Strophanthin-Kapseln herstellen?

Nach deutschem Arzneimittelgesetz dürfen Apotheker auf ärztliche Verordnung hin, jedoch in einem begrenzten Umfang, Arzneimittel selbst anfertigen. Man nennt diese Arzneimittel Defekturen. Diese unterliegen nicht der Zulassungspflicht.

Ärzte und Apotheker gehören zum Berufsstand der freien Berufe. Ein Teil dieser Freiheit ist es, Arzneistoffe, welche als unbedenklich angesehen werden, zu verordnen und zur Herstellung von Arzneistoffen zu verwenden.

G-Strophanthin wurde nicht vom Markt genommen, weil es Vorbehalte gegen den Wirkstoff gab, sondern lediglich, weil die herstellenden Firmen **keine Nachzulassung für die jeweiligen Präparate beantragt haben.** Strophanthin-Präparate wurden bis in die 70er Jahre, millionenfach verordnet.

Bis in die 1990er Jahre hatte fast jeder Notarzt mehrere Ampullen Strophanthin-Lösung in seinem Notfallkoffer. Es war das Mittel der Wahl, welches Herzinfarktpatienten im Notfall verabreicht wurde.

Von 1890 bis in die späten 1960er Jahre war Strophanthin auch das Mittel der Wahl, zur Behandlung und Prophylaxe, von Herzschwäche. Spätestens seit den 1970er Jahren wurde Strophanthin gänzlich aus den Therapieplänen verdrängt. Nach und nach wurde es durch andere Therapieformen ersetzt.

Es stellt sich die Frage, woher der Wandel kam, wenn es doch bis zu diesem Zeitpunkt als effizient und unbedenklich galt.

Dem Interview von Dr. S. Lanka mit dem Apotheker M. Stadler, welches im Magazin Wissenschaftsplus in der Ausgabe 2/2014 veröffentlicht wurde lässt sich entnehmen, dass Apotheker M. Stadler verschiedene Gründe sieht, warum Strophanthin scheinbar so plötzlich vom Markt verschwunden ist.

Strophanthin wurde nahezu parallel, zur Einführung moderner **Blutdrucksenker**, **Entwässerungsmittel** sowie **Betarezeptorblocker** aus dem Verkehr gezogen. Mit Zulassung von **ACE-Hemmern**, **AT1-Rezeptorenblockern**, **Herztherapeutika** und **Schleifendiuretika** sowie **Calciumkanalblocker**, wurde Strophanthin immer weniger häufig verordnet, woran der Kulturkampf der Deutschen Ärzteschaft in den 1960er Jahren, nicht ganz unschuldig war.

Denn der geballte Widerstand gestandener und etablierter Kardiologen war groß. Schlussendlich führte wohl auch die **fehlende Nachzulassung** dazu, dass Strophanthin fast endgültig vom Markt verschwunden ist und als effizientes Herzmedikament völlig in Vergessenheit geraten ist.

Nachwort

Es gibt aber auch einen Hoffnungs-Schimmer:

Im Bundesministerium für Gesundheit, das auf die besondere Qualität von Strophanthin aufmerksam gemacht wurde, fand ein Fachgespräch mit dem für **Arzneimittel-Zulassungen** zuständigen Bundesamt statt.

Letztere berichteten von ihren aktuellen, wie üblich äußerst positiven Erfahrungen mit jeweils Hunderten von Patienten, mitunter mit Herzerkrankungen.

Nach diesem Gespräch wurde die erforderliche Nachzulassung vorläufig erteilt - unter der Auflage, dass eine weitere, angemessen große Studie folgt. Damit wurde die Lösung für eines der größten medizinischen Probleme unserer Zeit vorerst nicht gänzlich zunichte gemacht.

Dennoch, der **„Mainstream"** in der Medizin ist immer noch blind für die segensreichen Effekte des Strophanthins. Die großen Chancen, die mit dieser Substanz gegeben sind, werden von der Schulmedizin nicht genutzt.

Zum Glück gibt es einige wenige „Outsider" unter den Ärzten / Therapeuten, die Ihnen mit Strophanthin auf jeden Fall weiterhelfen können.

Ich wünsche Ihnen alles Gute und bleiben Sie gesund.

Ihr
Michael Iatroudakis

Quellen

WissenschaftPlus Magazin Ausgabe 2/2014 Interview mit Apotheker M. Stadler

Wikipedia – Strophanthus

Strophanthus.de

Strophanthin von Dr. med. Eberhard J. Wormer

Über den Autoren

Lizensierter Fitness-Trainer, Fitness-Lehrer, zer-
tifizierter "MovNat" Trainer, Ausbildung zum
Heilpraktiker, Autor, Solopreneur, Digitaler Nomade
und Lebenskünstler... ;)

Bereits erschienen Bücher / eBooks (Auszug):

Xylit „Das süße Wundermittel"

Der Paleo-Lifestyle: Steinzeitfitness im 21. Jahrhundert

Der Matcha Tee: Das grüne Wunder aus Japan

Das Kokosöl: Das Geheimnis äußerer Schönheit, sta-
biler Gesundheit und grenzenloser Energie

Die Steinzeit-Diät: In 28 Tagen zum Wohlfühlgewicht

Die Smoothie-Diät: Gesund und lecker abnehmen
mit selbstgemachten Smoothies

Kolloidales Silber: Das natürliche Antibiotikum für
Mensch, Tier und Pflanze

Moringa Baum: Mehr Gesundheit, mehr Energie und
jünger aussehen mit dem Wunderbaum

4 SuperFoods: Matcha-Tee, Kokosöl, Moringa-Baum, Zistrose (Sammelband 1)

Vitamin D: Das Superhormon gegen Herz-Kreislauferkrankungen, Krebs, Depressionen, Grippe und mehr…

4 SuperFoods: Vitamin D, Wasser, Gerstengrassaft, Omega 3 (Sammelband 2)

Das Vitamin K: Das vergessene Vitamin

Der Vitamin D & K Faktor: Der Rundumschutz für chronische Erkrankungen

Krafttraining: Kraft ist die bessere Medizin

Der Detox-Plan: Gesundheit, Lebensenergie und jünger aussehen durch natürliche Entgiftung

Zucker: Die (süße) tödliche Verführung

Kakao: Die wundersame Heilkraft der Kakaobohne

Kokosöl: Das Wunder-Öl in der täglichen Praxis

10 Superfoods 2: Powerfoods für mehr Gesundheit, mehr Lebensenergie und natürliches Anti-Aging

Glutathion: Das Entgiftungs- und Anti-Aging Wunder

Die Kaizen-Diät: In kleinen Schritten zum Wohlfühlgewicht

Paleo Fast-Food: 33 Rezepte aus der Steinzeitküche

Vorsicht SITZEN: Die unterschätzte Gefahr

Avocado-Öl: Das wertvolle Pflanzenöl aus der Frucht der Avocado

Krill-Öl: Die neue Generation von Omega-3-Fettsäuren

Die Welt der Öle: Kokosnuss-Öl, Avocado-Öl & Krill-Öl (Sammelband)

Das Tabata-Prinzip: 4-Minuten-Workout für maximale Fitness

Mit 10.000 Schritten zum Wohlfühlgewicht: Schritt für Schritt erfolgreich abnehmen

Kurkuma: Das Wundergewürz mit Heilwirkung

OPC: Jung bleiben und alt werden mit dem antioxidativen Wirkstoff aus dem Traubenkern

Vitamin C "Hochdosiert": Das unterschätzte Vitamin in der Ernährungslehre

Superfood Regional: Powerfoods vor unsrer Haustür

BIG3: Vermeide diese 3 angeblich gesunden Lebensmittel
L-Carnosin: Die geheimnisvolle Aminosäure für ein langes und gesundes Leben

Vitamin B12- Mangel: Die unterschätzte Volkskrankheit

Magnesiumöl: Das lebenswichtige Mineral für mehr Gesundheit und Lebensenergie

Die Stoffwechsel-Strategie: Erfolgreiche Taktiken für einen schnellen Fettstoffwechsel

Das Hurricane-Training: Das Hybrid-Programm für mehr Fitness, Kraft und Ausdauer

Old School-Fitness: Lifestyle-Fitness für den Mann ab 40

Astaxanthin: Das stärkste Antioxidans der Welt

Die Sirtfood-Diät: Gesund abnehmen & Fett verbrennen – mit dem Schlankmacher-Enzym Sirtuin

Das Diät-Projekt: Erfolgreich abnehmen mit Körper, Geist & stillen Affirmationen

Immer müde: 20 Ursachen die nicht mal Ihr Hausarzt weiß

Bitte um ein Feedback

Eine persönliche Bitte:

- Sollte irgendetwas in diesem Buch nicht stimmen.
- Sollte eine Behauptung nicht richtig sein.
- Haben Sie einen Abschnitt/oder ein Kapitel nicht verstanden?
- Haben Sie sich über einen Satz/einen Abschnitt aufgeregt?
- Habe ich irgendwo undeutliche Formulierungen benutzt?

Und ergänzend alles andere…

Dann nehmen Sie mit mir Kontakt auf:

info@my-kindle-ebooks.de

Dieser Weg ist mir lieber, als wenn der Leser dieses Buch mit negativen Gefühlen beschließt.

Rechtliches / Disclaimer

Der Autor übernimmt keine juristische Verantwortung und keinerlei Haftung für Schäden, die aus der Benutzung diesem Buch / ebooks entstehen. Außerdem ist der Autor nicht verpflichtet, Folge- oder mittelbare Schäden zu ersetzen. Das Werk ist einschließlich aller Teile urheberrechtlich geschützt. Das vorliegende Werk dient nur dem privaten Gebrauch. Alle Rechte, auch die der Übersetzung, des Nachdrucks und der Vervielfältigung dieses Titels oder von Teilen daraus, verbleiben beim Autor.

Ohne die schriftliche Einwilligung des Autors darf kein Teil dieses Dokumentes in irgendeiner Form oder auf irgendeine elektronische oder mechanische Weise für irgendeinen Zweck vervielfältigt werden.

Die hier dargestellten Informationen dienen nicht Diagnosezwecken oder als Therapieempfehlung. Eine Haftung des Autors und Verlages für Personen-, Sach- und Vermögensschäden durch die Gesundheitstipps und Rezepte auf unseren Seiten wird ausgeschlossen.

Michael Iatroudakis
Am Schmittsberg 14
68519Viernheim